Dégonfler le ventre :

Recettes de petit déjeuner, déjeuner, dîner et de boisson pour affiner sa silhouette

Virginie Grimaldi

Dégonfler le ventre :

Recettes de petit déjeuner, déjeuner, dîner et de boisson pour affiner sa silhouette

Copyright © 2023 Virginie Grimaldi

Tous droits réservés.

Dégonfler le ventre

Aucune partie de ce livre ne peut être reproduite, stockée dans un système de recherche documentaire ou transmise sous quelque forme ou par quelque moyen que ce soit, électronique, mécanique, photocopie, enregistrement ou autre, sans l'autorisation préalable de l'auteur, sauf dans le cas des brèves citations incorporées dans des critiques ou des articles de presse.

Toute violation des droits d'auteur sera poursuivie conformément à la loi.

Ce livre est une œuvre de non-fiction et toute ressemblance avec des personnes réelles, vivantes ou mortes, ou des événements passés ou présents serait purement fortuite.

Nous espérons que vous apprécierez la lecture de ce livre et nous vous remercions de respecter les droits de l'auteur.

TABLE DES MATIÈRES

INTRODUCTION--19

CHAPITRE 1 : COMPRENDRE LE VENTRE GONFLÉ --------------------21

I. COMMENT UN ESTOMAC GONFLÉ SE DÉVELOPPE-T-IL? ------21

II. CAUSES COURANTES DE GONFLEMENT DU VENTRE -----------23

III. IMPORTANCE DE LA FLORE INTESTINALE ----------------------29

IV. COMMENT IDENTIFIER LES ALIMENTS DÉCLENCHEURS ----30

CHAPITRE 2 : LES BASES D'UNE ALIMENTATION ÉQUILIBRÉE-------32

I. NUTRIMENTS ESSENTIELS POUR UN VENTRE PLAT -------------32

II. LES BIENFAITS DES FIBRES ET DES PROBIOTIQUES --------------33

III. ÉVITER LES PIÈGES DES RÉGIMES À LA MODE -----------------34

IV. ALIMENTS QUI GONFLENT LE VENTRE --------------------------35

1. BOISSONS ALCOOLISÉES---36

2. PRODUITS LAITIERS---37

3. LES PÂTES---37

4. BOISSONS GAZEUSES --- 37

5. MANCHE --- 38

6. POIS -- 38

7. PRUNES -- 39

8. POMMES -- 39

9. ARTICHAUT --- 40

10. MÛRES -- 40

11. CIBOULETTE --- 41

12. PASTÈQUE --- 41

13. ALIMENTS SALÉS --- 42

14. ALIMENTS ÉPICÉS -- 42

15. ALIMENTS FRITS ET GRAS ----------------------------------- 43

16. ÉDULCORANTS ARTIFICIELS ---------------------------------- 43

17. GENCIVE -- 44

CHAPITRE 3 : RECETTES DE PETIT DÉJEUNER POUR UN VENTRE PLAT --- 46

1. SMOOTHIE VERT: --46
2. PORRIDGE D'AVOINE AUX FRUITS: --------------------------47
3. YAOURT NATURE AVEC DES GRAINES ET DES FRUITS: ---------47
4. OMELETTE AUX LÉGUMES: -----------------------------------48
5. PAIN COMPLET OU GALETTES DE RIZ AVEC AVOCAT: ----------48
6. GRAINES DE CHIA AU LAIT D'AMANDE : ---------------------------49
7. SMOOTHIE AUX BAIES ET AU GINGEMBRE : -----------------------49
8. BOL DE QUINOA ET FRUITS : --------------------------------------50
9. PANCAKES À LA BANANE ET AUX FLOCONS D'AVOINE : -------50
10. MUESLI MAISON AUX NOIX ET FRUITS SÉCHÉS: ---------------51
11. TOAST AU SAUMON FUMÉ ET CONCOMBRE: ------------------51
12. BUDDHA BOWL SUCRÉ:--52
13. CRÊPES DE POIS CHICHES: ---------------------------------------52
14. SMOOTHIE À LA BETTERAVE ET AUX CAROTTES: -------------52
15. PORRIDGE SALÉ:---53
16. SALADE DE FRUITS EXOTIQUES: ---------------------------------53

CHAPITRE 4 : --- 55

RECETTES DE DÉJEUNER POUR MAINTENIR UNE SILHOUETTE SVELTE -- 55

1. SALADE DE QUINOA AUX LÉGUMES CROQUANTS : -------------- 55
2. POULET GRILLÉ AUX LÉGUMES RÔTIS : --------------------------- 56
3. WRAP VÉGÉTARIEN : --- 56
4. BUDDHA BOWL AU SAUMON : --------------------------------------- 57
5. SOUPE DE LENTILLES : --- 57
6. SALADE DE POIS CHICHES MÉDITERRANÉENNE : ---------------- 57
7. OMELETTE AUX LÉGUMES ET FINES HERBES : -------------------- 58
8. NOUILLES DE COURGETTES SAUTÉES : ---------------------------- 58
9. SALADE DE BETTERAVES ET CHÈVRE : ------------------------------ 59
10. RIZ SAUVAGE AUX LÉGUMES : --------------------------------------- 59
11. TARTINES D'AVOCAT AU THON : -------------------------------------- 59
12. TABOULÉ REVISITÉ : --- 60
13. PÂTES AUX LÉGUMES VERTS ET PESTO : -------------------------- 60

14. CREVETTES SAUTÉES À LA CITRONNELLE : ------------------ 61

15. SALADE DE POULET ASIATIQUE : -------------------------- 61

16. SOUPE FROIDE DE CONCOMBRE ET YAOURT : ---------------- 61

17. TACO VÉGÉTARIEN AUX HARICOTS NOIRS : ------------------ 62

18. POULET MARINÉ AU CITRON ET HERBES : ------------------- 62

19. SALADE DE POIS CHICHES À L'INDIENNE : ------------------ 63

20. STEAK DE THON GRILLÉ : ---------------------------------- 63

21. SALADE NIÇOISE REVISITÉE : ------------------------------ 63

22. NOUILLES SOBA FROIDES : --------------------------------- 64

23. SALADE DE LENTILLES ET BETTERAVES : ------------------- 64

24. WRAP AU POULET ET AVOCAT : ---------------------------- 65

25. RISOTTO AUX LÉGUMES : ----------------------------------- 65

26. SALADE D'ÉPINARDS ET DE SAUMON FUMÉ : ---------------- 65

27. CURRY DE POIS CHICHES : ---------------------------------- 66

28. BOL DE LÉGUMES RÔTIS ET HOUMOUS : -------------------- 66

29. OMELETTE AUX HERBES ET FETA : ------------------------- 66

30. PÂTES DE COURGETTES AU PESTO : ----------------------------- 67

31. SALADE DE QUINOA À LA MANGUE ET AVOCAT : ------------ 67

32. SOUPES FROIDES DE TOMATES ET POIVRONS (GAZPACHO) : 68

CHAPITRE 5 : RECETTES DE DÎNER POUR UNE NUIT PAISIBLE ------ 70

1. SOUPE DE LÉGUMES DÉTOX : -------------------------------------- 70

2. PAPILLOTE DE POISSON AUX HERBES : ------------------------------ 71

3. SAUTÉ DE TOFU AUX LÉGUMES : ---------------------------------- 71

4. SALADE TIÈDE DE LENTILLES : ------------------------------------- 71

5. SPAGHETTI DE COURGETTE À LA SAUCE TOMATE : ------------- 72

6. OMELETTE AUX LÉGUMES : --------------------------------------- 72

7. COUSCOUS AUX LÉGUMES RÔTIS : --------------------------------- 72

8. SOUPE FROIDE D'AVOCAT ET CONCOMBRE : --------------------- 73

9. QUINOA ET HARICOTS NOIRS : ----------------------------------- 73

10. BOULETTES DE POULET À LA MÉDITERRANÉENNE : --------- 73

11. TABOULÉ AU CHOU-FLEUR : ------------------------------------- 74

12. GRATIN DE BROCOLI ET QUINOA : ---------------------------------74

13. PILAF DE RIZ SAUVAGE AUX LÉGUMES : -------------------------74

14. POULET AU CITRON ET ASPERGES : -----------------------------75

15. SALADE DE POIS CHICHES À LA GRECQUE : ---------------------75

16. VELOUTÉ DE COURGETTE À LA MENTHE : ----------------------75

17. BOULETTES DE DINDE AUX ÉPINARDS : -------------------------76

18. SALADE DE BETTERAVES RÔTIES : ------------------------------76

19. RATATOUILLE : --76

20. CREVETTES SAUTÉES AU GINGEMBRE : -------------------------77

21. SALADE DE THON À L'AVOCAT : -------------------------------77

22. OEUFS BROUILLÉS AUX CHAMPIGNONS : ----------------------77

23. WRAPS DE POULET : ---78

24. NOUILLES DE RIZ SAUTÉES AUX LÉGUMES : ------------------78

25. SALADE DE QUINOA À LA FETA : -----------------------------78

26. TARTINES À L'AVOCAT : --79

27. SOUPE DE TOMATE RAPIDE : ----------------------------------79

28.	POISSON EN PAPILLOTE :	79
29.	PÂTES AU PESTO RAPIDE :	80
30.	SALADE DE POIS CHICHES RAPIDE :	80
31.	TACOS VÉGÉTARIENS :	80
32.	SALADE DE RIZ À L'ITALIENNE :	80
33.	SANDWICH AU SAUMON FUMÉ :	81
34.	OMELETTE AUX TOMATES ET FETA :	81
35.	BOL DE BOUDDHA :	81
36.	POULET AU CURRY RAPIDE :	82
37.	TARTINES AU FROMAGE DE CHÈVRE ET MIEL :	82
38.	SALADE DE LENTILLES TIÈDE :	82
39.	RIZ SAUTÉ AUX LÉGUMES :	82

CHAPITRE 6 : BOISSONS POUR HYDRATER ET AFFINER ------------- 84

1.	EAU CITRONNÉE :	84
2.	THÉ VERT AU GINGEMBRE :	84
3.	JUS DE CONCOMBRE ET DE MENTHE :	85

4. SMOOTHIE VERT DÉTOX : -- 85

5. INFUSION DE FENOUIL : -- 86

6. JUS DE BETTERAVE, POMME ET CAROTTE : ---------------------- 86

7. EAU INFUSÉE AU CONCOMBRE ET AU CITRON : ------------------ 86

8. THÉ À LA CANNELLE ET AU MIEL : --------------------------------- 87

9. JUS D'ALOE VERA : -- 87

10. THÉ AU CURCUMA : --- 87

11. EAU INFUSÉE À L'ANANAS ET À LA MENTHE : ------------------ 88

12. SMOOTHIE AU CÉLERI ET AU CITRON : ---------------------------- 88

13. THÉ DE PERSIL : -- 89

14. INFUSION DE ROMARIN : --- 89

15. LAIT D'OR : -- 89

16. JUS DE GRENADE ET DE CITRON : ---------------------------------- 89

17. SMOOTHIE AU CHOU KALE, CONCOMBRE ET POMME VERTE : 90

18. EAU DE COCO ET SPIRULINE : -------------------------------------- 90

19. THÉ DE CAMOMILLE ET LAVANDE : ----------------------------- 91

20. INFUSION DE BAIES : --- 91

21. EAU INFUSÉE À LA FRAMBOISE ET BASILIC : ------------------- 91

22. SMOOTHIE DÉTOX AU BROCOLI : ----------------------------- 92

23. THÉ AU PISSENLIT : -- 92

24. JUS DE CAROTTE, GINGEMBRE ET POMME : ------------------ 92

25. INFUSION DE CITRONNELLE : ---------------------------------- 93

26. EAU INFUSÉE À LA PASTÈQUE ET À LA ROSE : ----------------- 93

27. SMOOTHIE À LA BETTERAVE ET AU CÉLERI : ------------------ 93

28. THÉ BLANC ET BAIES DE GOJI : ----------------------------- 94

29. JUS DE CHOU : -- 94

30. EAU DE COCO ET CHIA : ----------------------------------- 94

CONCLUSION -- 96

Introduction

Chaque matin, au réveil, vous faites face à un ventre rond, peut-être inconfortable, voire même douloureux ? Vous n'êtes pas seul(e). Des millions de personnes à travers le monde luttent contre les désagréments d'un ventre gonflé.

Mais que se cache-t-il derrière ce phénomène ? Et comment peut-on s'en débarrasser de manière naturelle et durable ?

La nutrition joue un rôle primordial dans l'apparence et la sensation de notre ventre. L'alimentation moderne, souvent riche en sucres, graisses saturées et produits transformés, peut perturber notre digestion et, par conséquent, provoquer gonflements, ballonnements et inconforts.

Mais rassurez-vous, une alimentation bien pensée et équilibrée peut non seulement aider à atténuer ces symptômes, mais aussi à transformer durablement notre silhouette.

Outre l'alimentation, la digestion est une fonction essentielle de notre organisme qui joue un rôle considérable dans l'apparence de notre abdomen.

Une digestion perturbée peut être le signe d'un déséquilibre au niveau de la flore intestinale ou d'une réaction à certains aliments.

Dans ce livre, nous allons explorer les secrets d'une alimentation et d'un mode de vie qui favorisent un ventre plat. Vous découvrirez des recettes délicieuses pour chaque repas de la journée, ainsi que des boissons bienfaisantes, afin de nourrir votre corps, soutenir votre digestion et vous aider à affiner votre silhouette.

Embarquez dans ce voyage culinaire et bien-être pour révéler le meilleur de vous-même, en commençant par un ventre apaisé et harmonieux !

Chapitre 1 : Comprendre le ventre gonflé

Le ventre est l'une des parties du corps les plus sensibles aux changements internes et externes. Avant de chercher à l'affiner, il est essentiel de comprendre pourquoi il peut parfois paraître gonflé.
Un estomac gonflé ne doit pas être appelé une maladie. Cependant, vous devriez continuer à observer comment le gonflement se comporte, s'il guérit de lui-même ou s'il reste plus longtemps et provoque de la douleur.

I. Comment un estomac gonflé se développe-t-il?

Fondamentalement, l'abdomen gonflé en médecine est appelé météorisme, dont la cause peut être une accumulation importante d'air dans l'intestin (météorisme intestinalis), l'estomac ou l'abdomen libre.

Ce phénomène ne doit pas être confondu avec l'ascite (ou hydropisie), qui peut souvent être un effet secondaire des maladies du foie.

L'air responsable des ballonnements est généralement produit en relation avec l'apport alimentaire – par exemple, si vous mangez une alimentation très riche en fibres et en cellulose.

Les composants alimentaires non digestibles ne sont pas décomposés et absorbés dans l'intestin, mais traités par la flore intestinale - de l'hydrogène, du méthane et d'autres gaz sont produits.

En outre, l'air peut également pénétrer dans l'abdomen en avalant de l'air. S'il n'y a pas de défaut fonctionnel dans le tractus gastro-intestinal, cet air s'échappe – soit sous forme de vent intestinal (flatulences), soit pénètre dans le corps par les poumons.

Dans certains cas, cependant, il peut arriver que le passage intestinal ultérieur soit obstrué (ou que le gaz soit arbitrairement empêché de s'échapper).

À ce moment, le gaz s'accumule dans les intestins et dilate l'abdomen. Le résultat est le ventre gonflé tendu, qui peut prendre des formes assez douloureuses.

II. Causes courantes de gonflement du ventre

1. Alimentation inadaptée : Consommer trop de graisses saturées, de sucres simples ou d'aliments ultra-transformés peut entraîner une sensation de lourdeur et de gonflement.

2. Intolérances alimentaires : Des aliments comme le lactose ou le gluten peuvent provoquer des ballonnements chez certaines personnes.

3. Consommation excessive d'air : Manger trop rapidement ou boire avec une paille peut entraîner l'ingestion d'une grande quantité d'air, provoquant des ballonnements.

4. Déséquilibre de la flore intestinale : Une flore intestinale perturbée, due à la consommation d'antibiotiques ou à une alimentation déséquilibrée, peut provoquer des fermentations excessives.

5. Constipation : Un transit ralenti peut causer des ballonnements et une sensation de lourdeur.

6. Gaz et fermentation : Certains aliments peuvent provoquer davantage de gaz, comme les légumineuses ou certains légumes crucifères.

7. Ascite – eau dans l'abdomen
En plus de la rétention d'air, une plus grande quantité d'eau ou d'autres liquides peut également être stockée dans l'abdomen ou la cavité abdominale.
C'est ce qu'on appelle l'ascite, familièrement aussi appelée hydropisie ou ventre d'eau.

Les symptômes typiques de l'ascite sont:
- Sensation de pression dans l'abdomen

- Douleur
- Flatulence
- Problèmes respiratoires
- Troubles circulatoires

Souvent, l'ascite indique une condition plus grave. Les causes possibles de l'ascite comprennent la cirrhose du foie, l'insuffisance cardiaque, la péritonite ou le cancer.

Par conséquent, il est important de consulter un médecin au moindre signe d'ascite et de faire vérifier les causes.

Environ 80% des cas d'ascite sont dus à une cirrhose du foie. Par exemple, l'eau dans l'abdomen peut être fatale si vous ne découvrez pas la cause rapidement.

Dans le traitement de l'ascite, deux objectifs sont poursuivis. D'une part, il est important de lutter contre la cause et de réduire le gonflement de l'abdomen afin d'éliminer la douleur du patient.

Par exemple, les maladies du foie sont souvent traitées avec un régime sans solution saline ou faible en sodium et des médicaments déshydratants.

Si cela ne fonctionne pas, le médecin a la possibilité d'enlever le liquide dans la cavité abdominale au moyen d'une intervention chirurgicale mineure.

8. Gastrite

Si l'abdomen enflé est accompagné de douleurs aiguës à l'estomac, la gastrite est une cause fréquente. Il tire et pousse dans le haut de l'abdomen sous le sternum.

La muqueuse gastrique tapisse l'intérieur de l'estomac. Pour que l'estomac ne se digère pas, il produit un mucus qui recouvre la muqueuse gastrique de manière protectrice.

Si cette couche protectrice est attaquée, une gastrite peut survenir.

Si quelqu'un souffre de gastrite ne peut être découvert qu'avec une gastroscopie. Le traitement est effectué en ambulatoire dans le cabinet d'un médecin.

Si la gastrite a été identifiée comme la cause, divers médicaments peuvent aider à éliminer l'inflammation.

En outre, vous devriez éviter les choses qui peuvent irriter l'estomac, comme le tabagisme, l'alcool ou les aliments acides. En outre, une attention particulière doit être accordée à un régime doux pour l'estomac pour la guérison.

Les aliments légers, tels que la bouillie, les biscottes, le riz bouilli ou les soupes, sont considérés comme facilement digestibles et sont censés aider à combattre l'inflammation.

9. Tumeur/Cancer

Malheureusement, il se peut aussi que derrière un gros ventre il n'y ait pas une maladie inoffensive, mais une tumeur, ou plutôt un cancer, comme le cancer de l'estomac.

Les symptômes du cancer de l'estomac sont initialement très peu spécifiques, c'est pourquoi le cancer n'est souvent pas immédiatement considéré comme une maladie:

- Sensation de pression dans le haut de

l'abdomen
- Douleur pendant et après avoir mangé
- Déglutition
- Nausées et vomissements
- Anorexi
- Perte de poids
- Coloration foncée des selles

Une cause claire du développement du cancer de l'estomac n'est pas encore connue.

Cependant, il existe certains facteurs de risque qui peuvent favoriser le développement de la tumeur:

- Ingestion d'aliments très salés
- Faible consommation de fibres
- Plats fumés, séchés et grillés
- Fumée
- Alcool

Si le cancer de l'estomac est détecté tôt, une chirurgie mini-invasive peut être effectuée.

Dans ce cas, la tumeur est enlevée par gastroscopie avec de nombreuses petites incisions dans la peau. Si le cancer de l'estomac est déjà plus avancé, l'ablation complète de l'estomac est également une mesure de lutte contre la maladie.

Le reste de l'estomac est relié directement à l'intestin grêle, de sorte que le passage des aliments est toujours possible.

III. Importance de la flore intestinale

La flore intestinale, aussi appelée microbiote, est constituée de milliards de bactéries vivant dans notre intestin.

Ces bactéries jouent un rôle crucial dans notre digestion, la production de certaines vitamines, la régulation de notre système immunitaire et même nos humeurs.

Un déséquilibre de la flore intestinale, avec

une prédominance de mauvaises bactéries, peut conduire à des perturbations digestives, dont le gonflement abdominal.

Une alimentation riche en fibres, en probiotiques et en prébiotiques peut aider à restaurer cet équilibre.

IV. Comment identifier les aliments déclencheurs

Il est crucial de connaître son corps et de repérer les aliments qui peuvent être à l'origine de votre gonflement. Voici quelques étapes pour y parvenir :

1. Journal alimentaire : Pendant quelques semaines, notez tout ce que vous mangez et buvez, ainsi que la manière dont vous vous sentez après. Cela peut vous aider à repérer des tendances ou des aliments spécifiques qui provoquent le gonflement.

2. Élimination et réintroduction : Si vous suspectez un aliment particulier, supprimez-le

de votre alimentation pendant 2 à 3 semaines, puis réintroduisez-le et notez les effets.
Cette méthode est efficace pour identifier les intolérances.

3. Consultation médicale : Si vous ne parvenez pas à identifier l'aliment déclencheur ou si vos symptômes sont sévères, il peut être utile de consulter un professionnel de santé.
Des tests spécifiques peuvent aider à diagnostiquer des intolérances ou d'autres affections.

Comprendre le ventre gonflé est la première étape vers un abdomen plus plat et une meilleure santé générale. En écoutant votre corps, en identifiant et en évitant les déclencheurs, et en nourrissant votre flore intestinale, vous poserez les fondations pour un ventre serein et harmonieux.

Chapitre 2 : Les bases d'une alimentation équilibrée

Un ventre plat ne se résume pas simplement à l'absence de ballonnements ou de gaz. C'est également le reflet d'une nutrition qui nourrit le corps tout en le respectant.

Pour parvenir à une telle harmonie, il est essentiel d'adopter une alimentation équilibrée, adaptée à nos besoins individuels.

I. Nutriments essentiels pour un ventre plat

1. Protéines : Elles sont essentielles pour la construction musculaire, y compris autour de la région abdominale.

Intégrez des sources saines de protéines comme les poissons, la volaille, les légumineuses, les noix et les graines.

2. Fibres : Essentielles pour une digestion régulière, les fibres peuvent également favoriser la sensation de satiété. Les fruits, les légumes, les céréales complètes et les légumineuses sont d'excellentes sources.

3. Acides gras oméga-3 : Ces acides gras peuvent aider à réduire l'inflammation dans le corps, ce qui est bénéfique pour le ventre. Les poissons gras comme le saumon, les graines de chia et les noix sont d'excellentes sources.

4. Micronutriments : Les vitamines et minéraux jouent un rôle crucial dans la régulation de la digestion et le maintien de la santé intestinale. Assurez-vous de consommer une variété d'aliments pour obtenir tous les micronutriments nécessaires.

II. Les bienfaits des fibres et

des probiotiques

1. Les fibres jouent un rôle prébiotique, nourrissant les bonnes bactéries de notre intestin. Elles aident également à réguler le transit intestinal, prévenant la constipation et le ventre gonflé.

2. Les probiotiques, quant à eux, sont des bactéries bénéfiques que l'on trouve dans des aliments fermentés comme le yaourt, le kéfir, la choucroute, ou le kimchi. Ils peuvent aider à restaurer et maintenir l'équilibre de la flore intestinale.

III. Éviter les pièges des régimes à la mode

Alors que de nombreux régimes promettent une perte de poids rapide et un ventre plat en quelques jours, la plupart d'entre eux ne sont ni durables ni bénéfiques pour la santé à long terme. Voici pourquoi :

1. Restrictions drastiques : De nombreux régimes recommandent d'éliminer complètement certains groupes d'aliments, ce qui peut conduire à des carences nutritionnelles.

2. Effet yo-yo : Une perte de poids rapide est souvent suivie d'une reprise de poids tout aussi rapide, voire supérieure.

3. Stress pour le corps : Les régimes extrêmes peuvent causer du stress, affectant la digestion et d'autres fonctions corporelles.

IV. Aliments qui gonflent le ventre

Les malaises ne sont jamais les bienvenus, notamment ceux liés à la région abdominale. Les douleurs abdominales nous dérangent ou nous poussent toujours à réfléchir sur nos habitudes et notre alimentation.

Souvent, un ventre gonflé peut donner l'impression que la personne a beaucoup de graisse dans la région abdominale et c'est quelque chose qui dérange beaucoup les gens.

Découvrir les causes des variations du tour de taille n'est peut-être pas une tâche difficile, mais parfois c'est simplement la conséquence d'une alimentation irrégulière, de certains aliments consommés qui n'ont pas contribué positivement à vos mensurations.

Lisez les aliments ci-dessous :
De nombreux facteurs peuvent vous faire sentir ballonné, comme la rétention d'eau, les températures élevées, les gaz, une mauvaise digestion, mais le plus courant est une mauvaise alimentation.
Nous allons donc décomposer certains des aliments qui gonflent votre ventre, afin que vous puissiez vous en éloigner et vous assurer que votre ventre ressemble à ce que vous voulez.

1. Boissons alcoolisées

Les boissons alcoolisées peuvent contribuer à rendre la muqueuse intestinale imperméable, ce qui peut entraîner un déséquilibre dans le fonctionnement de la flore intestinale, voire provoquer une rétention, induisant du volume et un gonflement de la région abdominale.

2. Produits laitiers

Ils peuvent réagir de diverses manières dans les organismes, mais les produits laitiers peuvent être à l'origine de plusieurs cas de flatulences.

Les gaz et les bosses peuvent également provenir de l'intolérance au lactose ou de l'incapacité de digérer le sucre du lait.

Si vous vous identifiez à cette possibilité, évitez de consommer du lait de vache et des produits laitiers, tels que du fromage, des sauces et même du fromage.

3. Les pâtes

La farine raffinée utilisée dans la préparation des pâtes peut contribuer à la fermentation, ce qui favorise la reconnaissance des pâtes et du pain comme des aliments qui gonflent dans l'estomac et provoquent des gaz.

4. Boissons gazeuses

Cela peut être très évident, mais beaucoup de gens qui consomment des boissons gazeuses ne comprennent pas l'inflammation dans le ventre, mais le gaz contenu peut contribuer de manière significative à cet inconfort. Vous pouvez remplacer ces boissons par des jus naturels et même de l'eau.

5. Manche

Vous pensez peut-être que les fruits peuvent offrir des avantages, mais le manchon contient plus de fructose que de glucose, il en résulte donc un déséquilibre qui peut être encore plus difficile pour le fructose d'être absorbé par notre corps.

Lorsque cela se produit, il y a un plus grand risque de problèmes d'estomac et de ballonnements.

6. Pois

Ils peuvent être délicieux et offrir une saveur unique dans une recette, mais ce sont des aliments qui gonflent le ventre en étant capables de générer des maux d'estomac.

Les pois contiennent des galacto-oligosaccharides, qui sont une chaîne de sucres difficiles à digérer, qui finit par nourrir les bactéries contenues dans l'intestin, provoquant ainsi une inflammation.

Les pois ont des fruits et sont riches en polyols, qui sont partiellement absorbés par le corps, ce qui entraîne des problèmes d'estomac.

7. Prunes

Les prunes sont remplies de polyols, souvent appelés alcools de sucre en raison de leur structure (ils ressemblent à la fois au sucre et à l'alcool) et parce qu'ils sont fermentés par des bactéries intestinales, entraînant des problèmes d'estomac tels que des ballonnements.

8. Pommes

Les pommes peuvent réagir négativement et nuire à ceux qui souffrent de malabsorption du fructose, qui se produit lorsque le sucre naturel n'est pas absorbé par le corps.

La malabsorption peut causer des ballonnements, de la diarrhée et des problèmes digestifs plus graves. Bien que cela ne soit pas très courant, cela peut se produire chez les personnes plus sensibles, en particulier lorsqu'elles sont consommées en plus grande quantité.

9. Artichaut

L'attention devrait être ajoutée pour les végétariens. Vous pensez peut-être que votre alimentation réduit la probabilité de bosses, mais le fruit contenu dans l'artichaut, qui est une fibre difficile à digérer, peut causer des problèmes de gaz et des bosses.

10. Mûres

Ils sont riches en antioxydants, cependant, ils contiennent des polyols, qui est le composant principal pour le remplacement du sucre, qui peut réagir dans le corps de la même manière.

Les polyols, lorsqu'ils sont présents dans le système digestif, ne sont pas complètement absorbés, ce qui nécessite une plus longue période de temps pour la digestion, ce qui entraîne des flatulences excessives et des maux d'estomac.

11. Ciboulette

Les légumes aux saveurs fortes comme les poireaux et les oignons sont riches en fruits, la fibre étant composée principalement de molécules de fructose.
Nous avons du mal à digérer ces enzymes, et c'est pourquoi ce sont aussi des aliments qui gonflent le ventre.

12. Pastèque

C'est l'un des fruits préférés pour un régime pendant l'été. La température élevée peut être mieux ressentie en consommant des aliments rafraîchissants, mais ce que beaucoup de gens ne savent pas, c'est que la pastèque peut causer des bosses.

Cela se produit en raison de la teneur élevée en fructose. Les recherches menées pour l'analyse des aliments qui gonflent le ventre ont affirmé que des trois personnes qui vivent avec cet inconfort, l'une consomme périodiquement de la pastèque.

13. Aliments salés

Nous savons tous que le sel est riche en sodium, un minéral qui peut aider au fonctionnement du corps, mais en excès, il peut endommager.

Un apport élevé en sodium peut causer de l'inflammation et augmenter le risque de maladie cardiaque.

Pour éviter ou réduire l'enflure dans la région abdominale, évitez les aliments riches en sodium, tels que les soupes transformées et industrialisées en conserve, entre autres, car ce sont tous des aliments qui gonflent le ventre. Cherchez à assaisonner avec des herbes naturelles.

14. Aliments épicés

Les aliments épicés peuvent stimuler la libération d'acide gastrique, ce qui peut provoquer une irritation.

Évitez de consommer du poivre, de la muscade, de la poudre de poivre, du curry, de l'oignon, de la moutarde, de l'ail, des clous de girofle, de la sauce barbecue, de la sauce tomate, du vinaigre et du radis.

15. Aliments frits et gras

Les aliments qui gonflent le ventre peuvent facilement être trouvés dans la restauration rapide, comme les hamburgers, les frites, les beignets et bien d'autres.

Ils peuvent provoquer une inflammation en obligeant l'estomac à travailler plus fort pour les digérer correctement.

Ce temps de digestion supplémentaire permet au gaz de s'accumuler, provoquant ainsi une inflammation.

16. Édulcorants artificiels

Certains édulcorants artificiels tels que l'aspartame, le sorbitol, le xylitol, le sucre, le matitol, le maltitol et le sucralose peuvent augmenter la probabilité d'accidents vasculaires cérébraux.

On les trouve fréquemment dans les barres de céréales, les biscuits, les bonbons et les sodas diététiques.

Ces édulcorants peuvent nécessiter que l'estomac se fatigue pour les digérer, ce qui contribue à la fermentation des bactéries et favorise la production de gaz.

Vous pouvez opter pour des édulcorants, mais il est important que vous évaluiez les informations contenues sur les étiquettes, afin de voir ce qu'il y a dans leur composition.

17. Gencive

Lorsque vous mâchez du chewing-gum, vous pouvez avaler de l'air, qui peut ensuite être piégé dans votre ventre, provoquant une pression, des gaz et des bosses.

Si vous consommez de la gomme fréquemment, essayez de réduire la consommation.

Une alimentation équilibrée est la clé d'une silhouette affinée et d'une bonne santé. En combinant une variété d'aliments riches en nutriments, en évitant les pièges des régimes à la mode, et en écoutant les besoins de votre corps, vous êtes sur la bonne voie pour atteindre et maintenir un ventre plat.

Chapitre 3 : Recettes de petit déjeuner pour un ventre plat

Le petit déjeuner est souvent qualifié de repas le plus important de la journée, et cela est particulièrement vrai quand on vise à obtenir un ventre plat.

Un petit déjeuner sain et équilibré peut aider à démarrer votre métabolisme pour la journée, prévenir les fringales et fournir à votre corps les nutriments essentiels pour une digestion saine.

Voici quelques idées de petits déjeuners qui peuvent aider à réduire les ballonnements et à avoir un ventre plus plat :

1. Smoothie vert:

Épinards ou kale (chou frisé)
1/2 banane
1/2 avocat
1 cuillère à soupe de graines de chia
Lait d'amande ou d'eau de coco (sans sucre ajouté)
Mélanger le tout dans un mixeur.

2. Porridge d'avoine aux fruits:

Flocons d'avoine cuits dans de l'eau ou du lait d'amande
Ajoutez des fruits rouges (fraises, framboises, myrtilles)
1 cuillère à café de graines de chia ou de lin
Une pincée de cannelle

3. Yaourt nature avec des graines et des fruits:

Yaourt nature ou yaourt à base de plantes (comme le yaourt d'amande ou de soja)
Une poignée de baies
1 cuillère à soupe de graines de chia ou de graines de lin moulues
Un filet de miel ou de sirop d'érable (facultatif)

4. Omelette aux légumes:

Œufs battus (ou blancs d'œufs pour moins de calories)
Légumes de votre choix: épinards, tomates, poivrons, oignons, etc.
Une pincée de sel et de poivre
Cuire dans une poêle avec un peu d'huile d'olive.

5. Pain complet ou galettes de

riz avec avocat :

Tranches d'avocat écrasées
Un filet de jus de citron
Une pincée de sel, de poivre et de flocons de piment (facultatif)
Étalez sur du pain complet grillé ou des galettes de riz.
En général, évitez les aliments trop salés, les boissons gazeuses, et consommez suffisamment de fibres et d'eau. Si vous avez des problèmes digestifs ou des allergies, consultez toujours un professionnel de la santé avant de changer radicalement votre alimentation.

6. Graines de chia au lait d'amande :

3 cuillères à soupe de graines de chia
1 tasse de lait d'amande (sans sucre ajouté)
Laissez reposer pendant la nuit pour que les graines absorbent le liquide.

Le matin, ajoutez des fruits frais ou des noix.

7. Smoothie aux baies et au gingembre :

1 tasse de baies mélangées (fraises, myrtilles, framboises)
1 petit morceau de gingembre frais
1 cuillère à soupe de graines de lin moulues
Lait d'amande ou d'eau de coco
Mélanger le tout dans un mixeur.
Tartines au beurre d'amande et à la banane :

Pain complet grillé
Étalez du beurre d'amande
Ajoutez des tranches de banane et saupoudrez de cannelle.

8. Bol de quinoa et fruits :

Quinoa cuit (peut être préparé à l'avance et conservé au réfrigérateur)
Fruits frais de votre choix, coupés en

morceaux (par exemple : mangue, kiwi, fraises)
1 cuillère à soupe de noix de coco râpée
Un filet de miel ou de sirop d'érable

9. Pancakes à la banane et aux flocons d'avoine :

2 bananes mûres écrasées
1/2 tasse de flocons d'avoine
2 œufs battus
1 cuillère à café de poudre à lever
Mélangez les ingrédients et cuisez les pancakes dans une poêle légèrement huilée. Servez avec des fruits frais ou un filet de sirop d'érable.

10. Muesli maison aux noix et fruits séchés:

Mélangez des flocons d'avoine, des noix concassées (comme des amandes, noix, noisettes), des fruits séchés (raisins, abricots) et des graines (comme des graines de

tournesol ou de citrouille).
Servez avec du lait d'amande ou du yaourt nature.

11. Toast au saumon fumé et concombre:

Pain complet grillé
Tranches de saumon fumé
Tranches fines de concombre
Garnissez d'aneth frais et d'un filet de jus de citron.

12. Buddha bowl sucré:

Base de quinoa ou de riz brun cuit
Fruits frais coupés (comme des kiwis, fraises, mangues)
Noix ou graines au choix
Arrosez d'un peu de yaourt nature et de miel.

13. Crêpes de pois chiches:

Utilisez de la farine de pois chiches pour préparer des crêpes salées.

Garnissez de légumes sautés (comme des épinards, des champignons, des poivrons) et d'une touche de houmous.

14. Smoothie à la betterave et aux carottes:

1 petite betterave coupée en morceaux
2 carottes pelées et coupées
1/2 banane pour la douceur
1 tasse de lait d'amande
Mélangez le tout jusqu'à obtenir une consistance lisse.

15. Porridge salé:

Flocons d'avoine cuits dans de l'eau
Ajoutez des légumes sautés (comme des épinards, des tomates, des oignons) et une pincée de sel et de poivre.
Vous pouvez aussi ajouter un œuf poché par-dessus.

16. Salade de fruits

exotiques :

Morceaux de papaye, mangue, ananas et kiwi. Saupoudrez de noix de coco râpée et arrosez d'un filet de jus de citron vert.

En général, évitez les aliments trop salés, les boissons gazeuses, et consommez suffisamment de fibres et d'eau.
Si vous avez des problèmes digestifs ou des allergies, consultez toujours un professionnel de la santé avant de changer radicalement votre alimentation.
N'oubliez pas de boire suffisamment d'eau tout au long de la journée et de limiter votre consommation de caféine et de boissons gazeuses.
Évitez également de manger trop rapidement, car cela peut entraîner de l'air dans l'estomac, ce qui provoque des ballonnements.

Pensez toujours à accompagner votre petit déjeuner d'une boisson hydratante, comme de l'eau, une tisane ou une infusion à base de plantes pour favoriser une bonne digestion et éviter les ballonnements.

En préparant ces recettes de petit déjeuner, vous commencerez la journée du bon pied pour favoriser un ventre plat.

Rappelez-vous, une bonne digestion commence dès le premier repas de la journée !

Chapitre 4 :

Recettes de déjeuner pour maintenir une silhouette svelte

Le déjeuner est ce moment crucial de la journée où notre corps réclame de l'énergie pour continuer à fonctionner avec vigueur.

Si le petit déjeuner donne le ton, le déjeuner doit poursuivre sur cette lancée pour éviter les pics d'insuline, les fringales de l'après-midi et les sensations de lourdeur.

Voici quelques recettes de déjeuner pour favoriser un ventre plat et une silhouette svelte :

1. Salade de quinoa aux légumes croquants :

Quinoa cuit
Concombre, poivron, tomates cerises, oignon rouge, tout coupé en petits morceaux
Feuilles de menthe et de coriandre hachées
Vinaigrette au jus de citron, huile d'olive, sel et poivre

2. Poulet grillé aux légumes rôtis :

Blanc de poulet grillé

Légumes de votre choix (courgettes, poivrons, brocoli) rôtis à l'huile d'olive, ail, sel et poivre
Servez avec un filet de jus de citron

3. Wrap végétarien :

Galette intégrale ou tortilla
Houmous étalé sur la galette
Légumes crus tranchés finement (carotte, concombre, laitue, avocat)
Graines de sésame pour la garniture

4. Buddha bowl au saumon :

Saumon grillé ou cuit à la vapeur
Riz brun ou quinoa
Légumes cuits à la vapeur (brocoli, chou-fleur, épinards)
Garnissez de graines de sésame et d'une vinaigrette légère au soja et gingembre

5. Soupe de lentilles :

Lentilles cuites

Carottes, céleri, oignon, ail, hachés et sautés
Bouillon de légumes
Assaisonnez de cumin, sel et poivre
Servez chaud avec du pain complet

6. Salade de pois chiches méditerranéenne :

Pois chiches cuits
Tomates cerises, concombre, oignon rouge, olives noires, coupés en morceaux
Fromage feta émietté
Vinaigrette au jus de citron, huile d'olive, origan, sel et poivre

7. Omelette aux légumes et fines herbes :

Œufs battus
Épinards, tomates, oignon, champignons, sautés
Herbes fraîches (comme le persil et la ciboulette) hachées

Cuisinez à feu doux jusqu'à ce que l'omelette soit bien prise

8. Nouilles de courgettes sautées :

Courgettes transformées en nouilles à l'aide d'un spiraliseur
Sauté avec de l'ail, des champignons, des poivrons
Ajoutez une sauce légère à base de sauce soja, de gingembre et d'ail

9. Salade de betteraves et chèvre :

Betteraves rôties en morceaux
Fromage de chèvre émietté
Roquette ou mesclun
Noix grillées
Vinaigrette au balsamique, huile d'olive, sel et poivre

10. Riz sauvage aux légumes :

Riz sauvage cuit
Poivrons, brocoli, pois mange-tout, sautés
Sauce légère à base de soja, ail et gingembre
Garnissez de graines de sésame

11. Tartines d'avocat au thon :

Pain complet grillé
Avocat écrasé étalé sur le pain
Mélange de thon en boîte, jus de citron, sel, poivre et ciboulette
Posez le mélange de thon sur l'avocat

12. Taboulé revisité :

Boulgour ou quinoa cuit
Concombre, tomates, oignon rouge, persil, menthe, tout haché finement

Vinaigrette au jus de citron, huile d'olive, sel et poivre

13. Pâtes aux légumes verts et pesto :

Pâtes complètes cuites (de préférence des pâtes de lentilles ou de pois chiches pour plus de protéines)
Brocoli, pois mange-tout, épinards, sautés
Pesto maison (basilic, ail, huile d'olive, pignons de pin, parmesan)

14. Crevettes sautées à la citronnelle :

Crevettes décortiquées et sautées
Ail, gingembre, citronnelle, hachés finement et ajoutés aux crevettes
Servir avec du riz brun cuit

15. Salade de poulet

asiatique :

Blanc de poulet grillé tranché
Salade mixte, carottes râpées, concombre en julienne, coriandre hachée
Vinaigrette à base de sauce soja, vinaigre de riz, huile de sésame, miel et gingembre
Garnir de cacahuètes ou noix de cajou grillées

16. Soupe froide de concombre et yaourt :

Concombres mixés
Yaourt nature
Ail, menthe, sel et poivre
Mélangez et réfrigérez avant de servir

17. Taco végétarien aux haricots noirs :

Tortilla de maïs ou de blé complet
Haricots noirs cuits épicés avec cumin et

piment en poudre
Salsa fraîche (tomate, oignon, coriandre, jus de citron)
Avocat tranché
Yaourt nature comme substitut de la crème aigre

18. Poulet mariné au citron et herbes :

Blancs de poulet marinés dans jus de citron, ail émincé, thym, romarin, sel et poivre
Grillés ou cuits au four
Servis avec une salade verte et vinaigrette légère

19. Salade de pois chiches à l'indienne :

Pois chiches cuits
Tomate, concombre, oignon rouge, hachés
Assaisonnement au curry, cumin, sel, poivre et jus de citron

Dégonfler le ventre

Garnir de coriandre fraîche

20. Steak de thon grillé :

Tranches de thon frais marinées dans sauce soja, gingembre, ail et huile de sésame
Grillées rapidement de chaque côté
Servies avec des légumes vapeur

21. Salade niçoise revisitée :

Thon en boîte ou frais grillé
Haricots verts cuits, œufs durs, tomates cerises, olives noires, anchois
Vinaigrette à l'huile d'olive, vinaigre balsamique, moutarde, sel et poivre

22. Nouilles soba froides :

Nouilles soba cuites et refroidies
Carottes en julienne, radis tranchés, oignon vert haché

Sauce à base de sauce soja, vinaigre de riz, huile de sésame et miel
Garnir de graines de sésame grillées

23. Salade de lentilles et betteraves :

Lentilles vertes ou du Puy cuites
Betteraves rôties en cubes
Feta émiettée
Vinaigrette au vinaigre de cidre, huile d'olive, sel, poivre et un peu de moutarde

24. Wrap au poulet et avocat :

Blancs de poulet grillés et tranchés
Purée d'avocat avec jus de citron, sel et poivre
Laitue, tomate tranchée
Enveloppé dans une tortilla de blé complet

Dégonfler le ventre

25. Risotto aux légumes :

Riz Arborio
Bouillon de légumes
Asperges, champignons, petits pois
Parmesan râpé, persil haché, jus de citron
Cuire lentement, en ajoutant du bouillon progressivement, jusqu'à obtenir une consistance crémeuse

26. Salade d'épinards et de saumon fumé :

Jeunes pousses d'épinards frais
Saumon fumé tranché
Avocat, tomates cerises, concombre
Vinaigrette au citron et aneth

27. Curry de pois chiches :

Pois chiches cuits
Tomates concassées, oignon, ail, gingembre
Curry en poudre, cumin, curcuma, lait de coco

Servir avec du riz basmati ou du quinoa

28. Bol de légumes rôtis et houmous :

Légumes au choix (aubergine, courgette, poivron) rôtis
Servir sur une couche de houmous
Garnir de graines de grenade et de menthe fraîche

29. Omelette aux herbes et feta :

Œufs battus avec sel et poivre
Persil, ciboulette, aneth, tous hachés
Fromage feta émietté
Cuire jusqu'à ce que l'omelette soit bien prise

30. Pâtes de courgettes au pesto :

Courgettes transformées en nouilles à l'aide d'un spiraliseur
Pesto maison (basilic, ail, huile d'olive, pignons de pin, parmesan)
Ajouter des tomates cerises et des olives noires pour plus de saveur

31. Salade de quinoa à la mangue et avocat :

Quinoa cuit refroidi
Mangue fraîche en cubes, avocat en tranches, poivron rouge haché
Vinaigrette au citron vert, huile d'olive, sel et poivre

32. Soupes froides de tomates et poivrons (Gazpacho) :

Tomates, poivron rouge, concombre, oignon,

ail
Mixés ensemble jusqu'à consistance lisse
Assaisonner avec vinaigre, huile d'olive, sel et poivre
Réfrigérer avant de servir

Lors de la préparation de vos repas, privilégiez les aliments frais et entiers, évitez les excès de sel et les ingrédients ultra-transformés, et prenez le temps de bien mâcher pour faciliter la digestion.

Pour obtenir les meilleurs résultats en matière de digestion et de silhouette, buvez beaucoup d'eau tout au long de la journée, évitez les boissons gazeuses et les aliments ultra-transformés, et faites de l'exercice régulièrement.

Rappelez-vous que l'essentiel est d'équilibrer vos repas avec une combinaison de protéines, de bons glucides et de graisses saines tout en évitant les excès de sucre et les aliments ultra-transformés.

Buvez suffisamment d'eau et pensez à la modération pour maintenir un ventre plat et une bonne silhouette.

Chapitre 5 : Recettes de dîner pour une nuit paisible

Le dîner est le moment où il est crucial de privilégier la digestion et la détente. Un repas trop lourd ou trop riche peut perturber le sommeil et laisser une sensation de ballonnement au réveil.

Voici des recettes légères mais nutritives pour le dîner :

1. Soupe de légumes détox :

Légumes variés (carottes, céleri, brocoli, chou frisé, épinards)
Bouillon de légumes
Ail, oignon, gingembre frais râpé
Cuire jusqu'à ce que les légumes soient tendres et assaisonner selon le goût.

2. Papillote de poisson aux herbes :

Filet de poisson de votre choix (saumon, cabillaud, bar)
Zeste de citron, thym, romarin
Cuire au four dans une papillote jusqu'à ce que le poisson soit bien cuit.

3. Sauté de tofu aux légumes :

Tofu ferme coupé en dés
Légumes variés (poivron, brocoli, carotte)
Sauce à base de soja, ail, gingembre, miel
Sauter jusqu'à ce que le tout soit bien cuit et servir avec du riz complet.

4. Salade tiède de lentilles :

Lentilles vertes cuites
Tomates cerises, échalotes émincées, épinards frais
Vinaigrette au vinaigre balsamique, moutarde, huile d'olive, sel et poivre.

5. Spaghetti de courgette à la sauce tomate :

Courgettes transformées en nouilles à l'aide d'un spiraliseur
Sauce tomate maison avec tomates concassées, ail, oignon, basilic
Sauter les courgettes dans la sauce pendant

quelques minutes et servir.

6. Omelette aux légumes :

Œufs battus
Poivron, oignon, épinards, champignons émincés
Cuire l'omelette et garnir de persil frais.

7. Couscous aux légumes rôtis :

Légumes variés (courgette, carotte, poivron) rôtis au four
Couscous complet cuit
Assaisonner avec de l'huile d'olive, du jus de citron, du sel et du poivre.

8. Soupe froide d'avocat et concombre :

Avocat, concombre, yaourt nature

Mixés ensemble avec du jus de citron, de la menthe, du sel et du poivre
Réfrigérer avant de servir.

9. Quinoa et haricots noirs :

Quinoa cuit, haricots noirs, maïs, poivron rouge
Vinaigrette à l'huile d'olive, jus de citron vert, cumin, sel et poivre

10. Boulettes de poulet à la méditerranéenne :

Poulet haché, oignon, ail, persil, zeste de citron
Former des boulettes et cuire au four
Servir avec une salade verte.

11. Taboulé au chou-fleur :

Chou-fleur râpé en guise de semoule
Tomates cerises, concombre, persil, menthe
Vinaigrette au citron, huile d'olive, sel et

poivre

12. Gratin de brocoli et quinoa :

Brocoli cuit à la vapeur
Cuit de quinoa
Sauce béchamel légère
Garnir de fromage râpé et cuire au four

13. Pilaf de riz sauvage aux légumes :

Riz sauvage cuit
Légumes de saison sautés (poivron, courgette, petits pois)
Assaisonné avec un peu de bouillon de légumes, sel et poivre

14. Poulet au citron et asperges :

Blancs de poulet cuits au four avec du citron, de l'ail et du thym

Asperges rôties
Servir avec une sauce au yaourt

15. Salade de pois chiches à la Grecque :

Pois chiches cuits
Concombre, tomate, olives, feta
Vinaigrette au citron, huile d'olive, origan

16. Velouté de courgette à la menthe :

Courgettes cuites dans un bouillon
Mixer avec de la menthe fraîche
Assaisonner et servir chaud ou froid

17. Boulettes de dinde aux épinards :

Dinde hachée, épinards hachés, oignon, ail
Former des boulettes et cuire au four
Servir avec une sauce tomate maison

18. Salade de betteraves rôties :

Betteraves rôties coupées en quartiers
Roquette, chèvre frais, noix
Vinaigrette à l'huile d'olive, vinaigre balsamique, moutarde

19. Ratatouille :

Légumes d'été coupés (aubergine, courgette, poivron, tomate)
Cuire lentement avec de l'ail, de l'oignon, du thym et du laurier
Assaisonner et servir chaud ou froid

20. Crevettes sautées au gingembre :

Crevettes décortiquées
Sauter avec de l'ail, du gingembre frais râpé, du piment
Servir avec des légumes vapeur

21. Salade de thon à

l'avocat :

Thon en conserve (à l'huile d'olive)
Avocat en dés, tomates cerises, oignon rouge émincé
Vinaigrette au citron, sel et poivre

22. Oeufs brouillés aux champignons :

Champignons émincés sautés à l'ail
Ajouter des œufs battus, cuire jusqu'à obtenir la consistance souhaitée
Garnir de persil frais

23. Wraps de poulet :

Blancs de poulet grillés tranchés
Enveloppés dans une tortilla avec de la laitue, tomate, avocat
Ajouter une sauce au yaourt ou de la mayonnaise légère

24. Nouilles de riz sautées aux légumes :

Nouilles de riz cuites
Légumes émincés (carotte, poivron, brocoli)
Sauter avec de la sauce soja, de l'ail et du gingembre

25. Salade de quinoa à la feta :

Quinoa cuit refroidi
Feta émiettée, concombre en dés, tomates cerises
Vinaigrette à l'huile d'olive, jus de citron, menthe

26. Tartines à l'avocat :

Tranches de pain complet grillées
Avocat écrasé avec du jus de citron, sel et poivre
Garnir de radis émincés ou de graines de sésame

27. Soupe de tomate rapide :

Tomates en conserve
Ail, oignon émincé
Mixez après cuisson pour obtenir une texture lisse
Servir avec un filet d'huile d'olive et du basilic

28. Poisson en papillote :

Filet de poisson (comme le cabillaud)
Tranches de citron, herbes fraîches, un filet d'huile d'olive
Cuire au four dans une papillote pendant 20 minutes

29. Pâtes au pesto rapide :

Pâtes cuites de votre choix
Pesto acheté en magasin ou fait maison (basilic, huile d'olive, ail, noix ou pignons, parmesan)
Mélanger les pâtes chaudes avec le pesto et servir

30. Salade de pois chiches rapide :

Pois chiches en conserve rincés
Tomates cerises, oignon rouge émincé, persil haché
Vinaigrette au vinaigre balsamique, huile d'olive, sel et poivre

31. Tacos végétariens :

Haricots noirs en conserve, maïs, avocat, salsa
Servir dans des tortillas avec de la laitue émincée et du fromage râpé

32. Salade de riz à l'italienne :

Riz cuit refroidi
Tomates cerises, mozzarella, olives noires, basilic
Vinaigrette au vinaigre balsamique

33. Sandwich au saumon fumé :

Pain complet, saumon fumé, fromage frais,

concombre, aneth
Empiler et déguster

34. Omelette aux tomates et feta :

Œufs battus, tomates cerises, feta émiettée, oignons verts
Faire cuire l'omelette et plier

35. Bol de Bouddha :

Base de quinoa ou riz cuit
Légumes rôtis (patate douce, brocoli), avocat, houmous
Assaisonner avec une sauce tahini

36. Poulet au curry rapide :

Blancs de poulet coupés en dés
Curry en poudre, lait de coco, tomates en conserve
Servir avec du riz

37. Tartines au fromage de

chèvre et miel :

Pain grillé, fromage de chèvre, miel, noix
Passer au four quelques minutes

38. Salade de lentilles tiède :

Lentilles cuites, tomates cerises, roquette, chèvre frais
Vinaigrette à la moutarde

39. Riz sauté aux légumes :

Riz cuit refroidi
Légumes émincés (poivron, carotte, pois mange-tout)
Sauter avec de la sauce soja et garnir d'oignons verts

Gardez à l'esprit que manger léger le soir peut faciliter la digestion et améliorer la qualité du sommeil. Évitez les repas trop copieux avant de vous coucher pour réduire les ballonnements et favoriser une meilleure silhouette.

Lorsque vous voulez préparer un repas rapidement, les salades, les omelettes et les sautés sont d'excellents choix.

Avec quelques ingrédients frais et des condiments de base, vous pouvez assembler un repas nutritif en peu de temps. N'hésitez pas à expérimenter avec les ingrédients que vous avez sous la main !

Chapitre 6 : Boissons pour hydrater et affiner

Boire suffisamment d'eau est essentiel pour la digestion, la détoxification et le maintien d'une silhouette svelte. Mais au-delà de l'eau, certaines boissons peuvent être spécialement bénéfiques pour soutenir l'objectif d'un ventre plat.

Voici quelques recettes de boissons détoxifiantes qui peuvent aider à améliorer la digestion et à affiner le ventre :

1. Eau citronnée :

Eau tiède
Jus d'un demi-citron
Buvez cela le matin à jeun pour aider à stimuler votre système digestif.

2. Thé vert au gingembre :

Thé vert
Tranches de gingembre frais
Le thé vert est riche en antioxydants et le gingembre peut aider à réduire les ballonnements et à stimuler la digestion.

3. Jus de concombre et de menthe :

Concombre
Feuilles de menthe
Eau
Mixez le tout et filtrez pour obtenir un jus rafraîchissant et purifiant.

4. Smoothie vert détox :

Épinards ou kale
Pomme
Concombre
Gingembre frais
Jus de citron
Mixez tous les ingrédients dans un blender pour un smoothie plein de nutriments.

5. Infusion de fenouil :

Graines de fenouil
Eau chaude
Laissez infuser pendant 10 minutes, puis filtrez. Le fenouil est reconnu pour ses propriétés digestives.

6. Jus de betterave, pomme et carotte :

Betterave
Pomme
Carotte
Passer tous les ingrédients dans une centrifugeuse pour un jus plein de vitamines.

7. Eau infusée au concombre et au citron :

Eau
Tranches de concombre
Tranches de citron
Laissez infuser pendant la nuit pour une boisson hydratante et purifiante.

8. Thé à la cannelle et au miel :

Cannelle en poudre
Miel
Eau chaude
La cannelle est reconnue pour ses propriétés anti-inflammatoires et le miel peut aider à apaiser le système digestif.

9. Jus d'Aloe Vera :

Gel d'Aloe Vera (disponible en magasin)
Eau
Mélangez et buvez. L'Aloe Vera peut aider à la digestion et à la désintoxication.

10.   Thé au curcuma :

Curcuma en poudre
Eau chaude
Un peu de poivre noir (pour aider à l'absorption du curcuma)
Le curcuma est un puissant anti-inflammatoire.

11. Eau infusée à l'ananas et à la menthe :

Tranches d'ananas
Feuilles de menthe fraîche
Eau
Laissez infuser pendant quelques heures pour une boisson délicieusement rafraîchissante.

12. Smoothie au céleri et au citron :

Tiges de céleri
Jus d'un citron
Eau
Mixez tous les ingrédients pour un smoothie détoxifiant.

13. Thé de persil :

Quelques brins de persil frais
Eau chaude
Laissez infuser pendant 5 à 10 minutes. Le persil peut aider à éliminer l'excès de sel du corps, réduisant ainsi les ballonnements.

14. Infusion de romarin :

Brins de romarin frais
Eau chaude
Laissez infuser pour bénéficier des bienfaits digestifs du romarin.

15. Lait d'or :

Lait (végétal ou animal selon préférence)
Curcuma en poudre
Poivre noir
Miel (facultatif)
Huile de coco ou beurre clarifié (facultatif)
Mélangez et chauffez pour une boisson anti-inflammatoire.

16. Jus de grenade et de citron :

Jus de grenade frais
Jus de citron
Eau
Mélangez pour une boisson riche en antioxydants.

17. Smoothie au chou kale, concombre et pomme verte :

Feuilles de chou kale
Concombre
Pomme verte
Eau ou lait d'amande
Mixez tous les ingrédients pour une boisson nutritive.

18. Eau de coco et spiruline :

Eau de coco naturelle
Une petite cuillère de spiruline en poudre
Mélangez bien pour profiter des bienfaits hydratants de l'eau de coco et des nutriments de la spiruline.

19. Thé de camomille et lavande :

Fleurs de camomille séchées
Buds de lavande séchés
Eau chaude
Laissez infuser pour une boisson relaxante qui aide aussi à la digestion.

20. Infusion de baies :

Baies mélangées (fraises, myrtilles, framboises)
Eau chaude
Laissez infuser pour une boisson pleine d'antioxydants.

21. Eau infusée à la framboise et basilic :

Framboises fraîches
Feuilles de basilic
Eau
Laissez infuser pendant quelques heures ou toute la nuit.

22. Smoothie détox au brocoli :

Bouquets de brocoli
Pomme verte
Kiwi
Eau ou lait d'amande
Mixez le tout pour un smoothie détoxifiant.

23. Thé au pissenlit :

Racines de pissenlit séchées
Eau chaude
Laissez infuser pendant 10 minutes. Le pissenlit est souvent utilisé pour ses propriétés détoxifiantes pour le foie.

24. Jus de carotte, gingembre et pomme :

Carottes
Un petit morceau de gingembre
Pomme
Passez le tout dans une centrifugeuse ou mixez et filtrez.

25. Infusion de citronnelle

:

Tiges de citronnelle fraîches ou séchées
Eau chaude
Laissez infuser pour une boisson calmante et digestive.

26. Eau infusée à la pastèque et à la rose :

Morceaux de pastèque
Pétales de rose séchées (consommables)
Eau
Laissez infuser pour une boisson délicieusement parfumée.

27. Smoothie à la betterave et au céleri :

Betteraves crues
Tiges de céleri
Poignée de myrtilles
Eau
Mixez jusqu'à obtenir une consistance lisse.

28. Thé blanc et baies de goji :

Thé blanc
Baies de goji séchées
Infusez le thé blanc comme d'habitude, puis ajoutez quelques baies de goji pour une touche sucrée et antioxydante.

29. Jus de chou :

Feuilles de chou vert
Concombre
Citron
Passez le tout dans une centrifugeuse. Le chou est riche en vitamines et minéraux.

30. Eau de coco et chia :

Eau de coco
Graines de chia
Laissez les graines de chia s'hydrater dans l'eau de coco pendant quelques heures. C'est une boisson hydratante et riche en oméga-3.

Rappelez-vous que boire suffisamment d'eau tout au long de la journée est également essentiel pour une bonne digestion et pour maintenir votre corps hydraté.

De plus, ces boissons peuvent aider à la désintoxication, mais elles doivent être accompagnées d'une alimentation équilibrée et d'une activité physique régulière pour obtenir les meilleurs résultats.

Conclusion

Alors que nous arrivons à la fin de ce voyage

culinaire, il est essentiel de se rappeler que chaque individu est unique.

Bien que ce guide ait été conçu pour aider à dégonfler le ventre et affiner la silhouette grâce à des choix alimentaires judicieux, l'essentiel est de comprendre et d'écouter son propre corps.

La nourriture est bien plus qu'un simple carburant ; c'est une source de plaisir, un moyen de se connecter à nos racines culturelles, et surtout, une manifestation de l'amour que nous portons à nous-mêmes et à nos proches.

En adoptant une alimentation qui soutient notre bien-être, nous ne choisissons pas seulement des ingrédients bénéfiques pour notre silhouette, mais également pour notre santé globale, mentale et émotionnelle.

Si certains jours vous déviez du chemin, souvenez-vous que chaque repas est une nouvelle opportunité de faire des choix sains. Ne soyez pas trop dur envers vous-même. La bienveillance, la patience et la persévérance sont les clés d'une relation équilibrée avec la nourriture et avec son corps.

Enfin, rappelez-vous que la beauté ne se définit pas uniquement par l'apparence extérieure, mais par la manière dont nous nous sentons à l'intérieur.
En nourrissant votre corps avec amour et respect, vous rayonnez d'une beauté qui va bien au-delà de la simple silhouette.

Merci de m'avoir accompagné dans cette aventure culinaire. J'espère que ces recettes vous serviront de point de départ dans votre quête d'une vie saine et harmonieuse.
À vous maintenant de poursuivre ce voyage, armé de connaissances, de délicieuses idées de repas, et surtout, d'un amour renouvelé pour vous-même.

Dégonfler le ventre

Dégonfler le ventre

Dégonfler le ventre

Printed in France by Amazon
Brétigny-sur-Orge, FR